Margot
Käßmann

Tröstende Worte

für Zeiten der Trauer

bene!

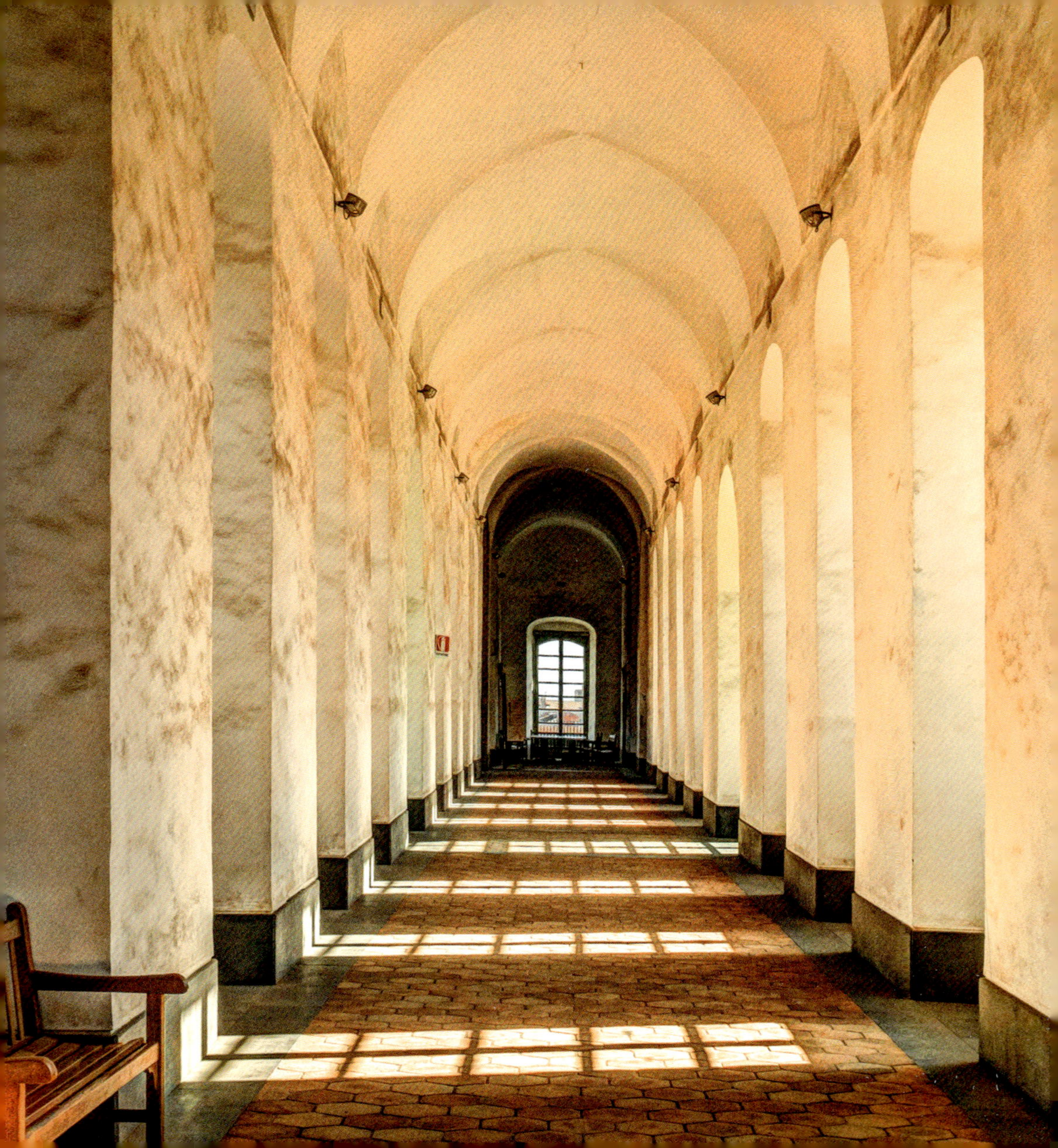

Es tut weh, einen geliebten Menschen zu verlieren. Da wühlen uns Schmerz und Erinnerung, Dankbarkeit und Verzagen gleichzeitig auf. All diese tiefen Gefühle brauchen Zeit und Raum. Trauernde dürfen sich diese Zeit nehmen! Niemand sollte sie drängen, schnell in den Alltag zurückzukehren. Nur wer in Frieden Abschied genommen hat, kann auch mit Zuversicht nach vorn schauen.

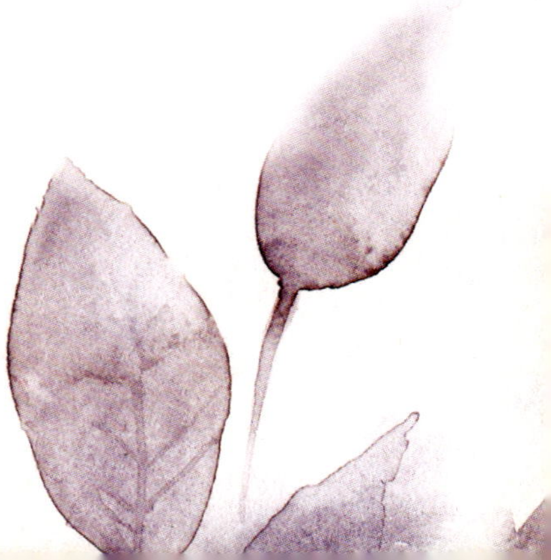

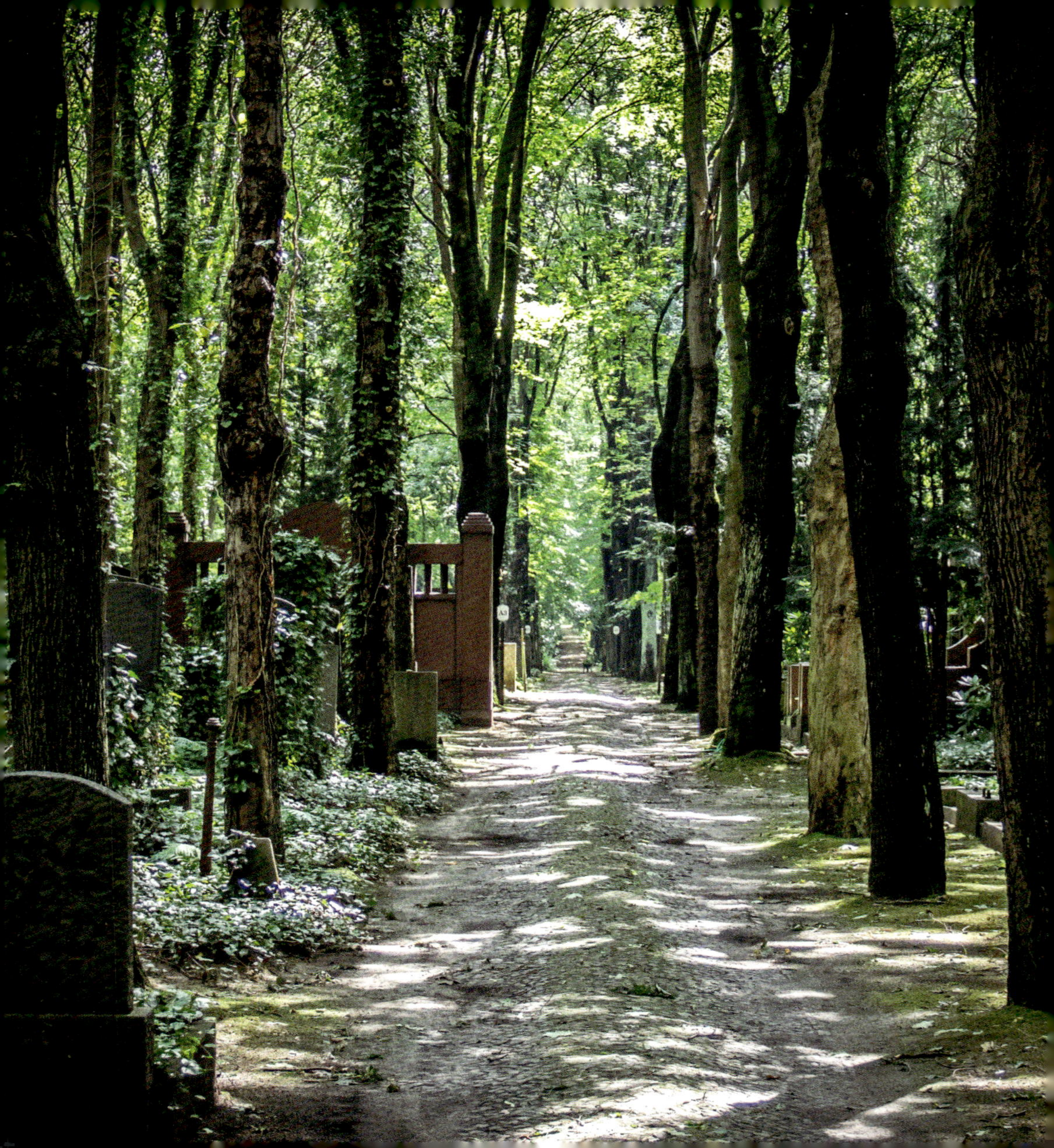

Ein Abschied braucht Rituale als Geländer, an denen wir uns festhalten können, wenn die Welt um uns herum zusammenzubrechen scheint. Eine im besten Sinne des Wortes würdige Trauerfeier kann das leisten. Mit Gebeten, Liedern und dem Erinnern von dem, was uns gemeinsam wichtig war und bleibt.

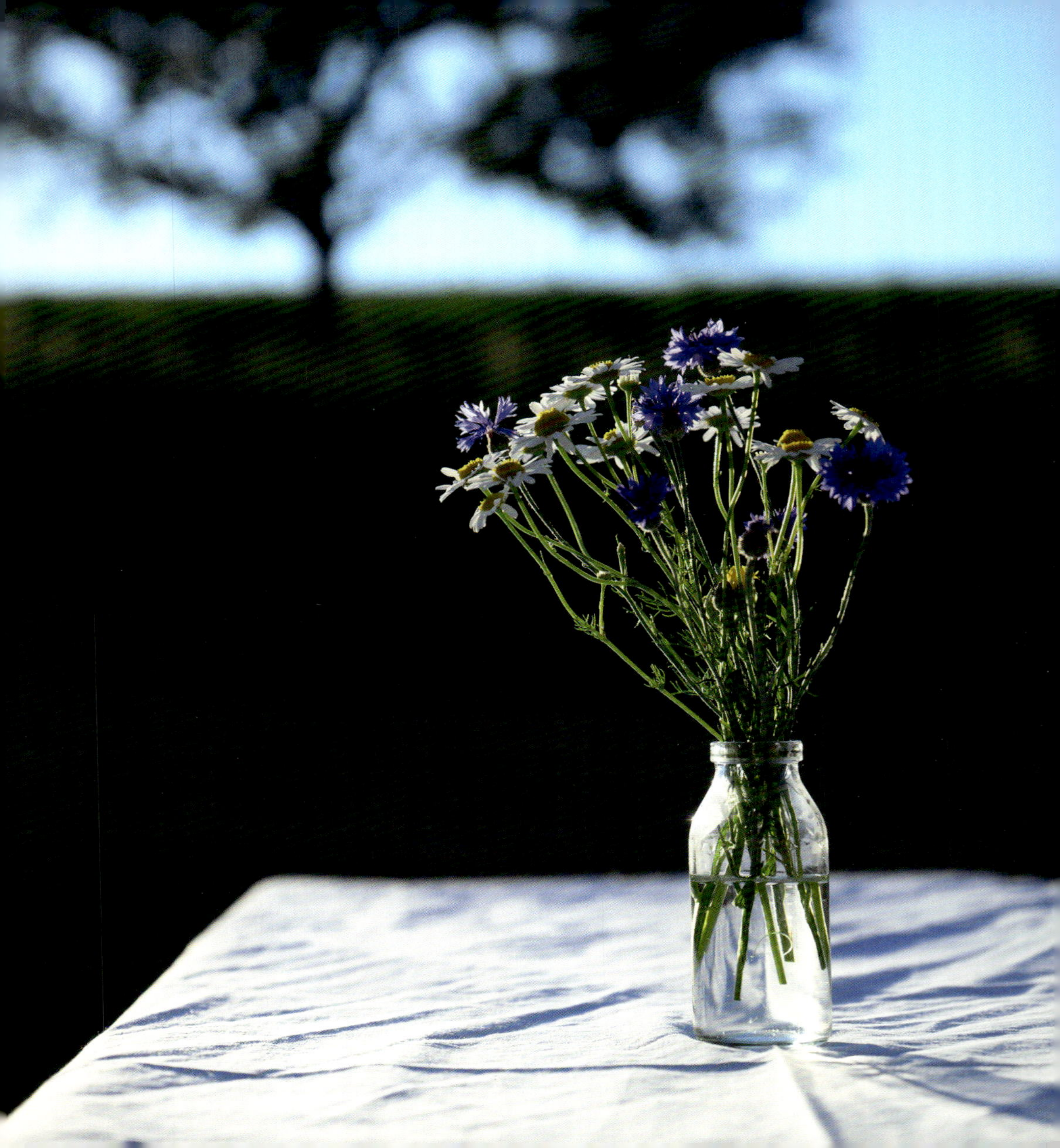

Der Tod eines Menschen ist für diejenigen, die ihn geliebt haben, die ihn vermissen werden, eine Grenzsituation. Wir wollen festhalten und müssen doch loslassen.

Nach dem Abschied gilt es, das Leben neu und ohne den geliebten Menschen zu leben. Vielleicht ganz anders als zuvor. Das braucht Kraft. Um solche Kraft können wir nur bitten.

Eines meiner liebsten Trostlieder stammt von Paul Gerhardt. Ich wünsche mir, dass es auch bei meiner Beerdigung gesungen wird:

Befiehl du deine Wege und was dein Herze kränkt
der allertreusten Pflege des, der den Himmel lenkt.
Der Wolken, Luft und Winden gibt Wege, Lauf und Bahn,
der wird auch Wege finden, da dein Fuß gehen kann.

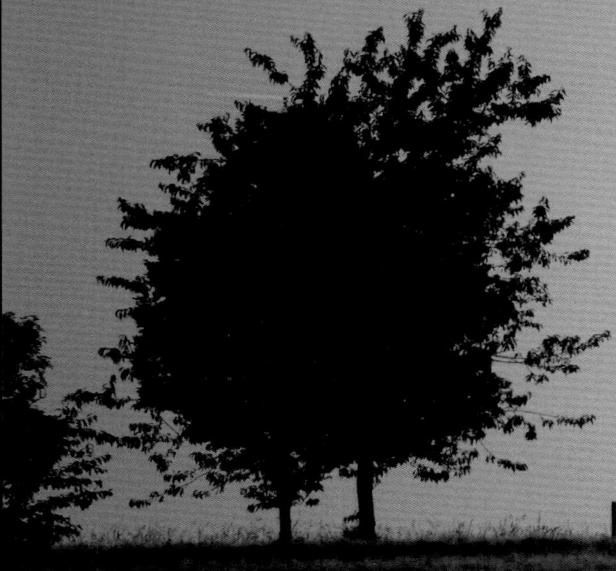

Dass diese Melodie und der Text des Liedes dann meine Kinder und Enkel und all die anderen Menschen, die um mich trauern und von mir Abschied nehmen müssen, trösten – das hoffe ich. Mich selbst hat das Lied jedenfalls oft getröstet.

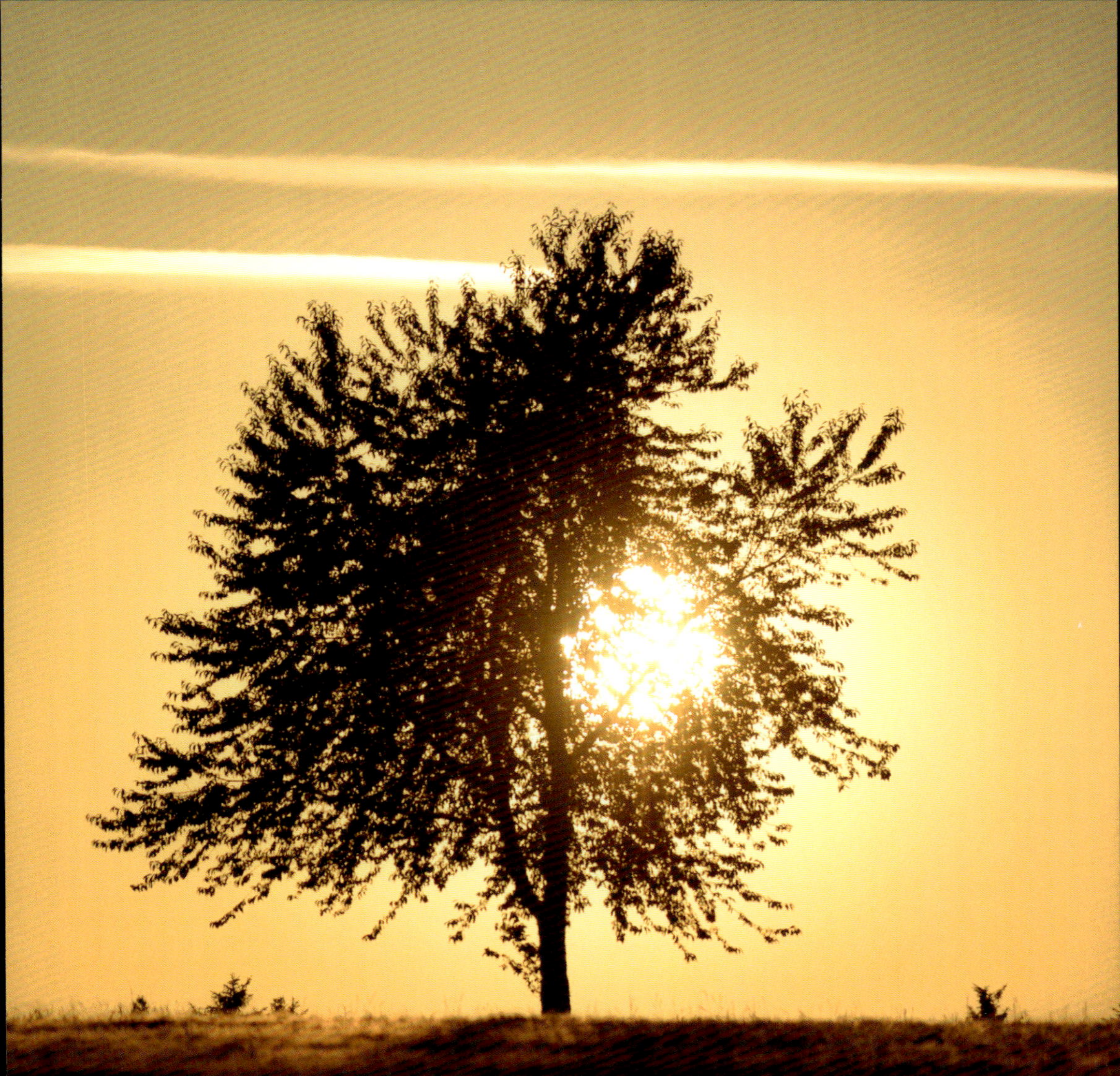

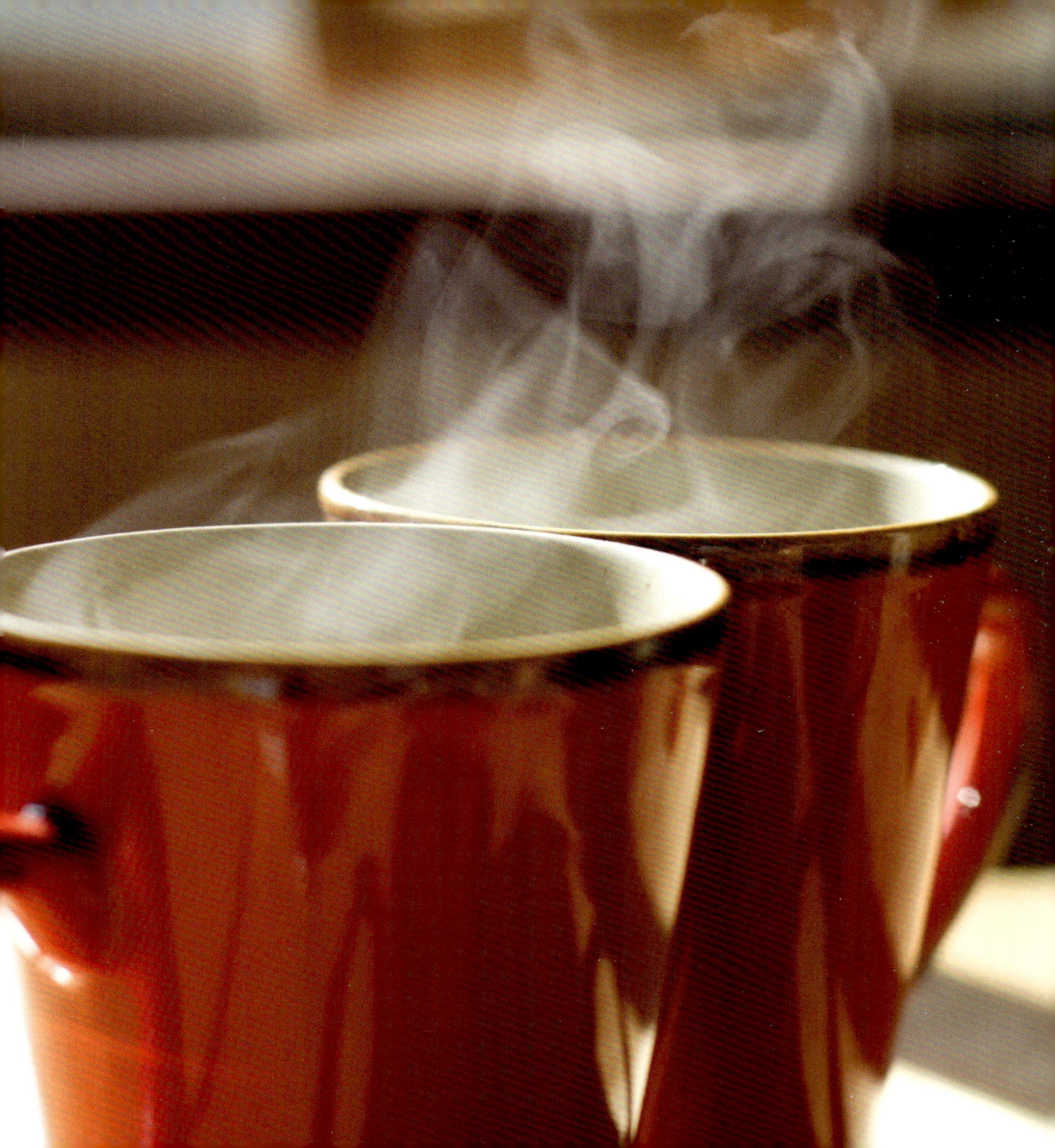

Bestatten wir einen Menschen im hohen Alter, trauern wir, weil wir ihn verlieren. Aber wir dürfen auch das Leben feiern, das jemand leben durfte. All das, was uns und anderen durch dieses Leben geschenkt wurde.

Und der „Leichenschmaus“ ist keinesfalls despektierlich. Er holt die Hinterbliebenen zurück in das Leben! Da können Geschichten erzählt werden, die wir mit dem Verstorbenen erlebt haben. Und es darf auch Heiterkeit aufkommen.

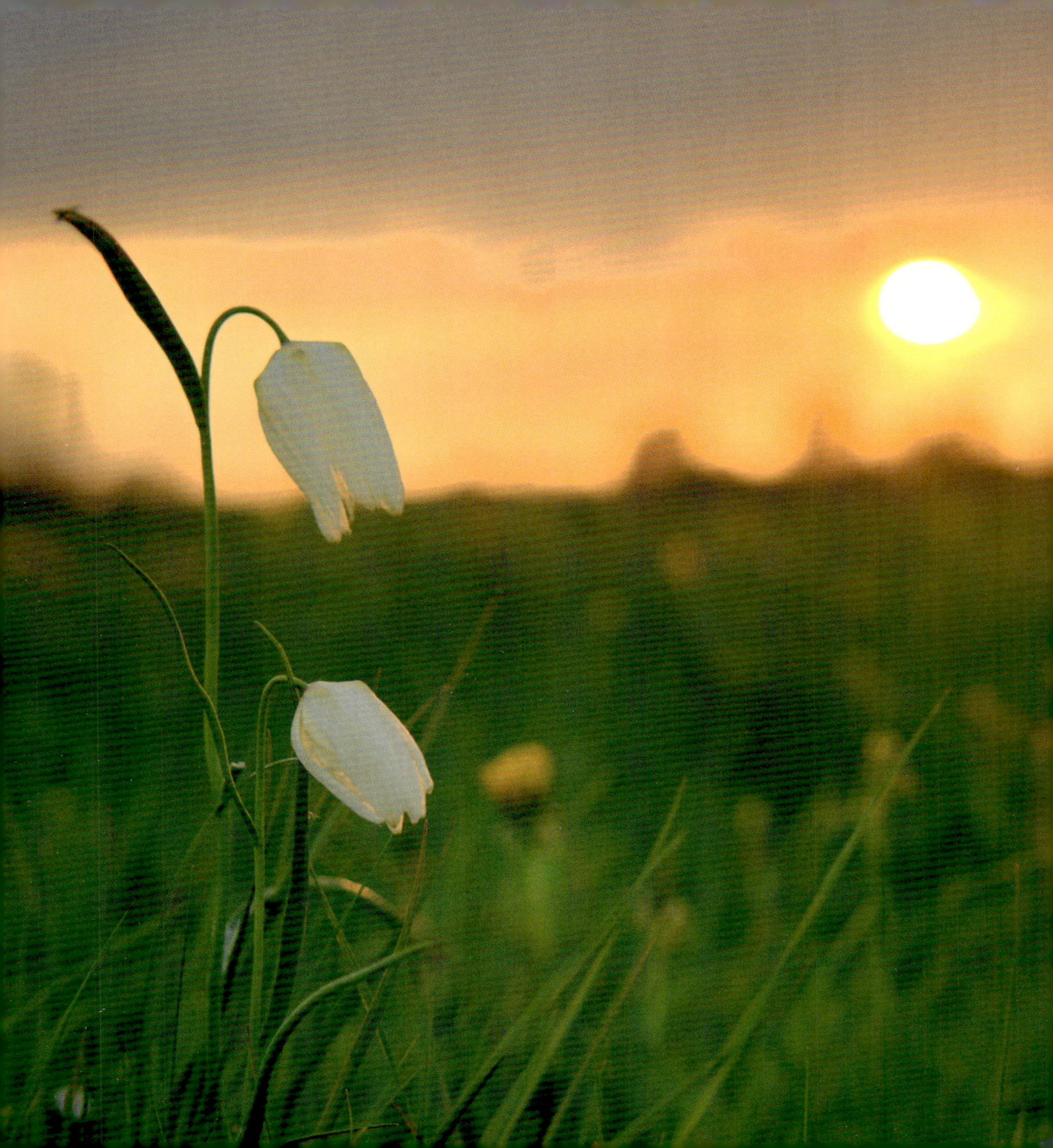

Stirbt ein Kind oder ein junger Mensch, trauern wir um die Jahre, die sie sich nicht entfalten konnten, das Leben, das ihnen versagt war. Sie dann der Liebe Gottes anvertrauen zu können, kann Halt und Kraft geben. Aber auch der Schmerz braucht seinen Raum.

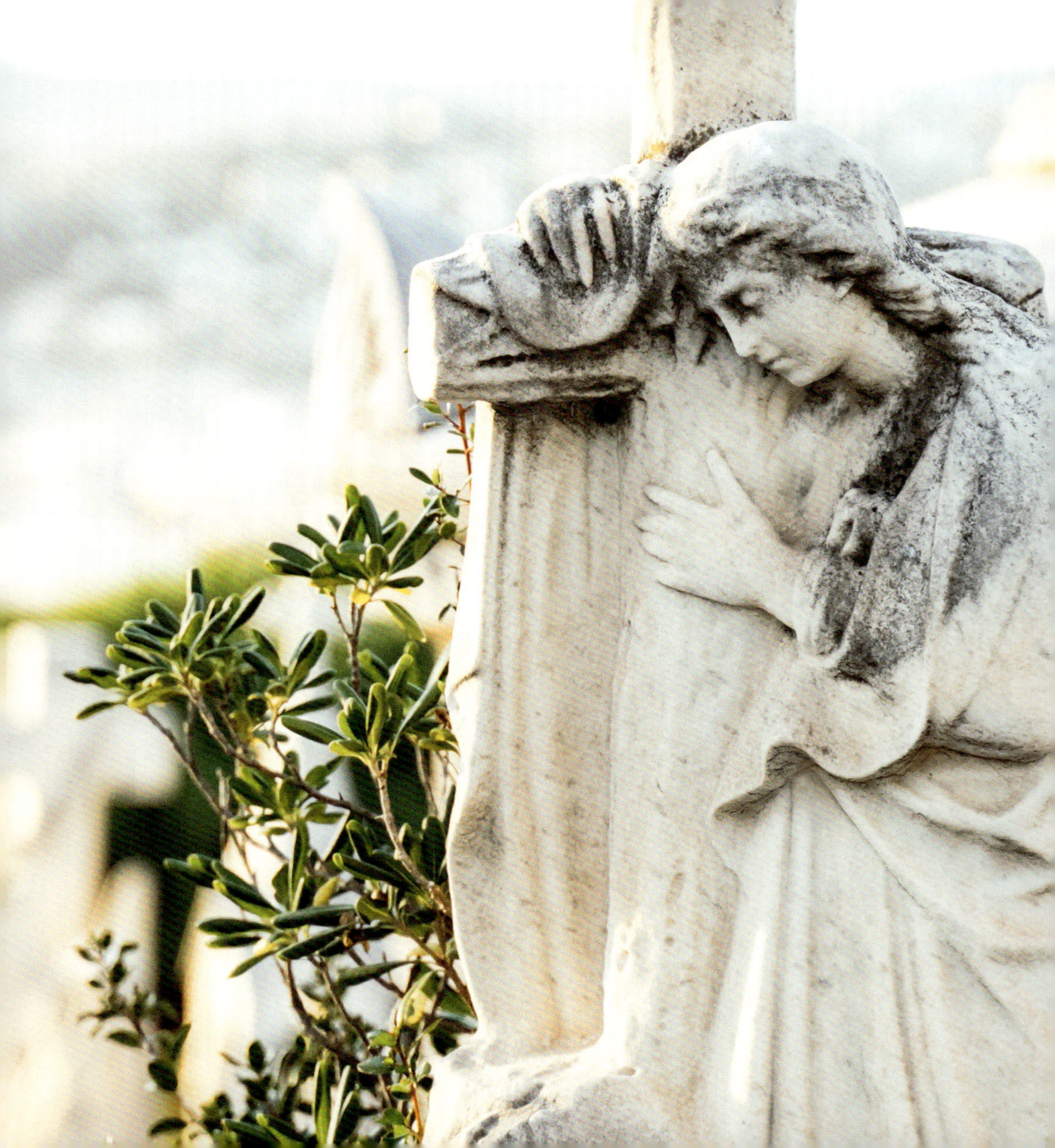

Ich mag Friedhöfe sehr gern. Das klingt vielleicht merkwürdig. Aber es sind doch Orte, die uns beheimaten. Der Theologe Fulbert Steffensky hat einmal gesagt: „Heimat ist da, wo wir die Namen der Toten kennen." Ein schöner Gedanke. Deshalb ist es so wichtig, dass wir die Namen der Toten auch nennen. Auf Grabsteinen und auf Stelen – oder, wenn die Asche verstreut wurde, auf eingelassenen Bodenplatten oder in Kolumbarien.

Friedhöfe brauchen wir in unseren Dörfern und Städten – um uns zu verorten und auch unseren eigenen Tod zu bedenken.

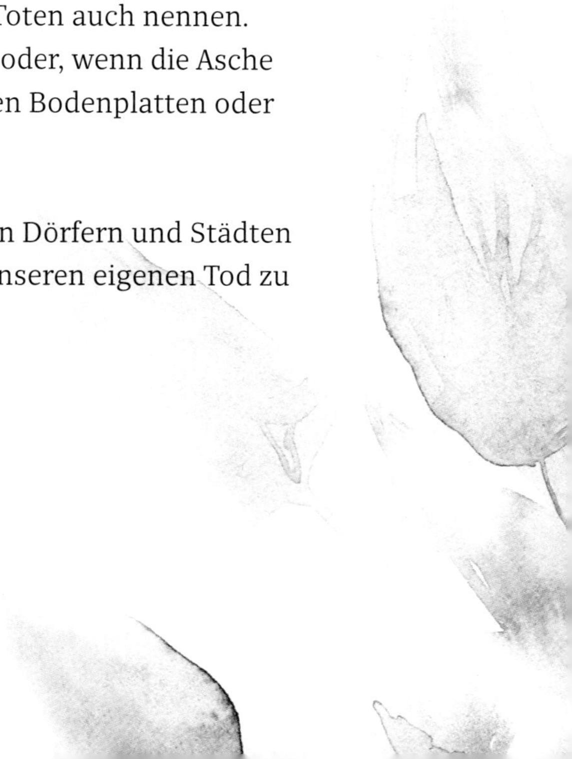

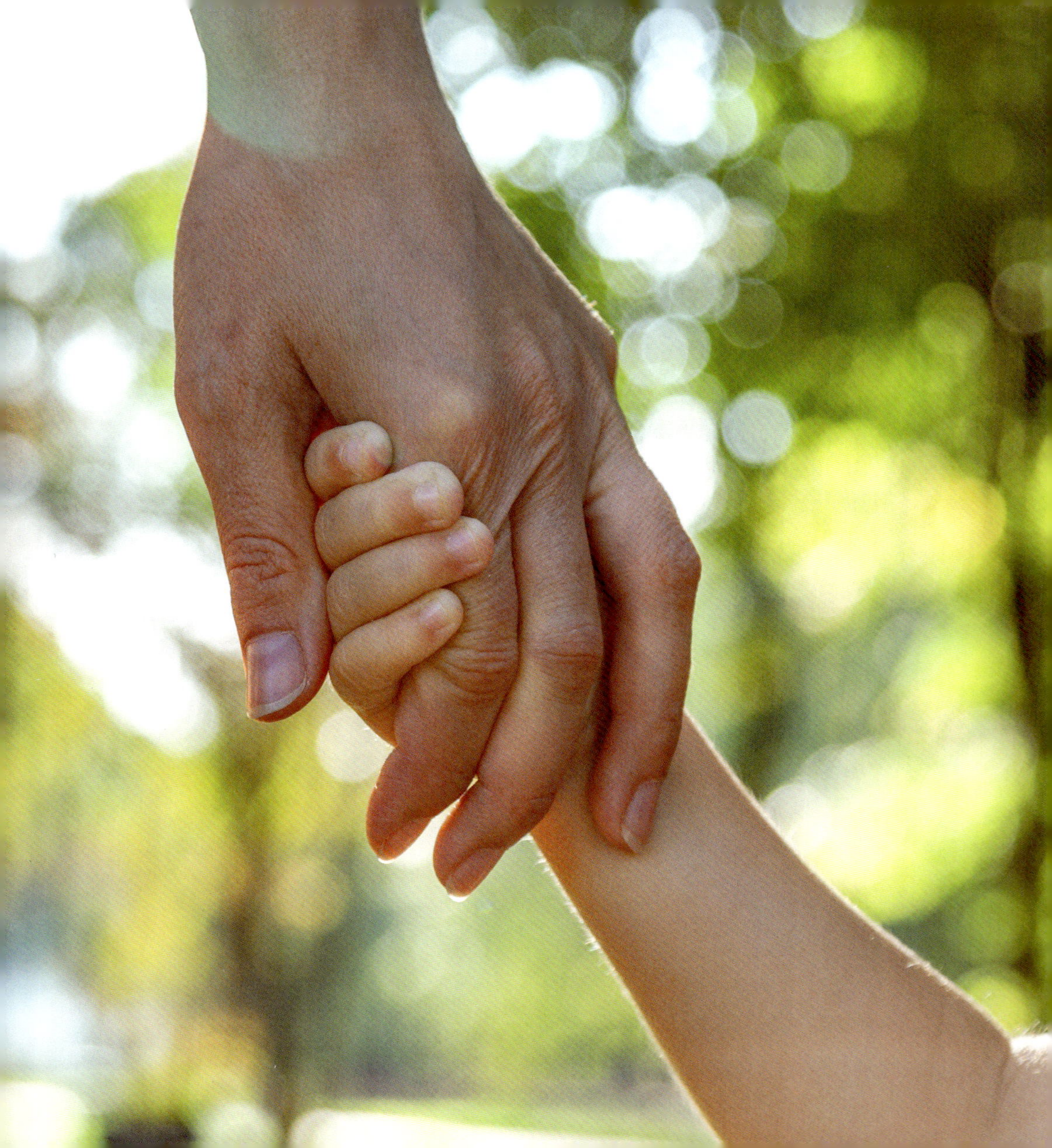

Meine älteste Enkeltochter bat mich einmal, mit ihr über den Friedhof ihres Dorfes zu gehen. Wir haben die Jahreszahlen gelesen und Familiengräber betrachtet. Besonders bewegt hat sie das Grab eines Kindes, das im gleichen Jahr wie ihre Mutter, meine älteste Tochter, geboren war. Dass jeder Mensch sterblich ist, wurde auf einmal greifbar. Es gab auf diesem Friedhof auch Kriegsgräber, ein Kolumbarium und ein Feld, auf dem anonym Asche der Toten verstreut wurde. Das war ein intensiver Nachmittag. Meine Enkelin, acht Jahre alt, war fasziniert. Wir sollten nicht ausweichen, wenn Kinder Fragen nach Sterben, Tod und Auferstehung stellen.

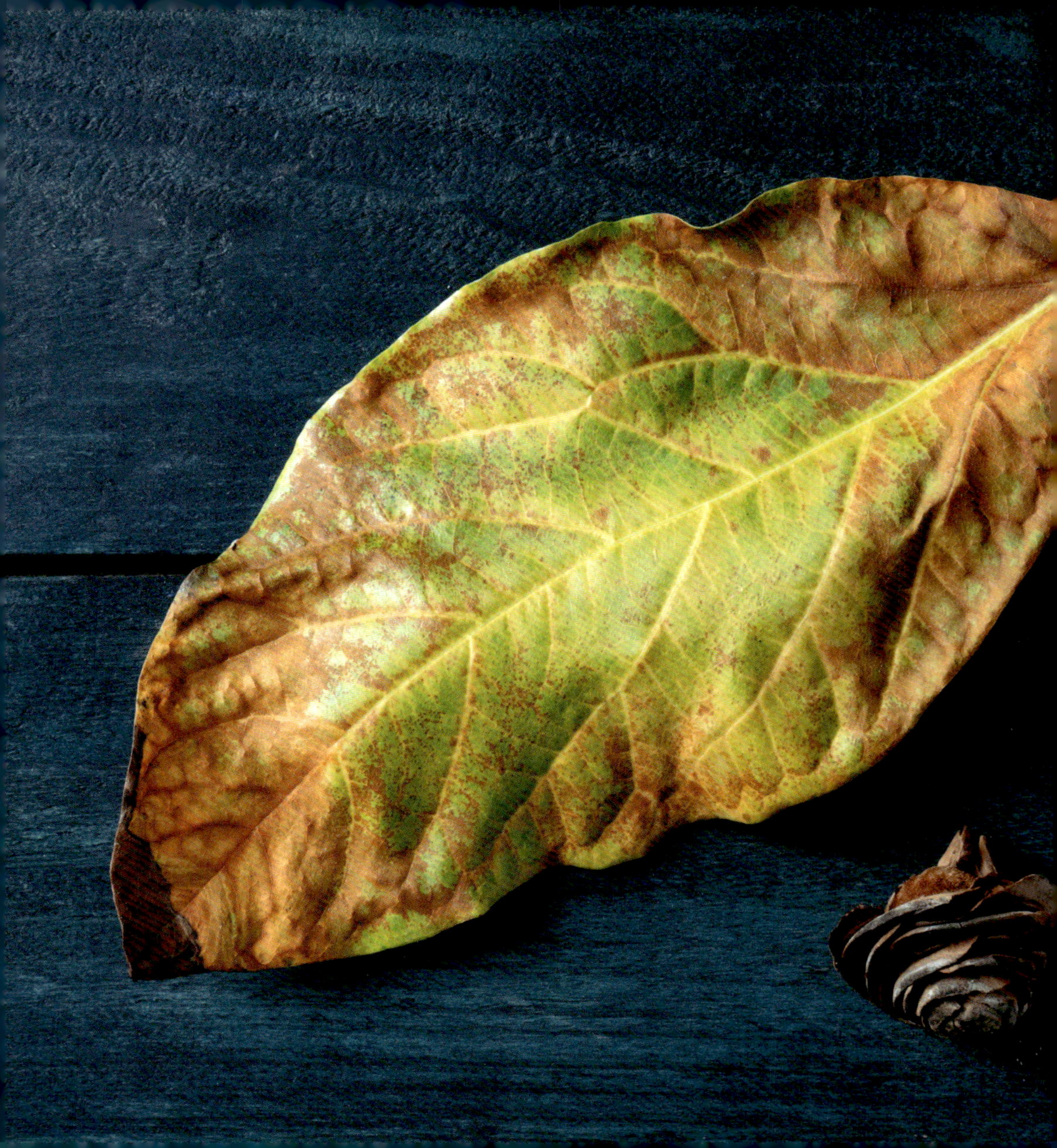

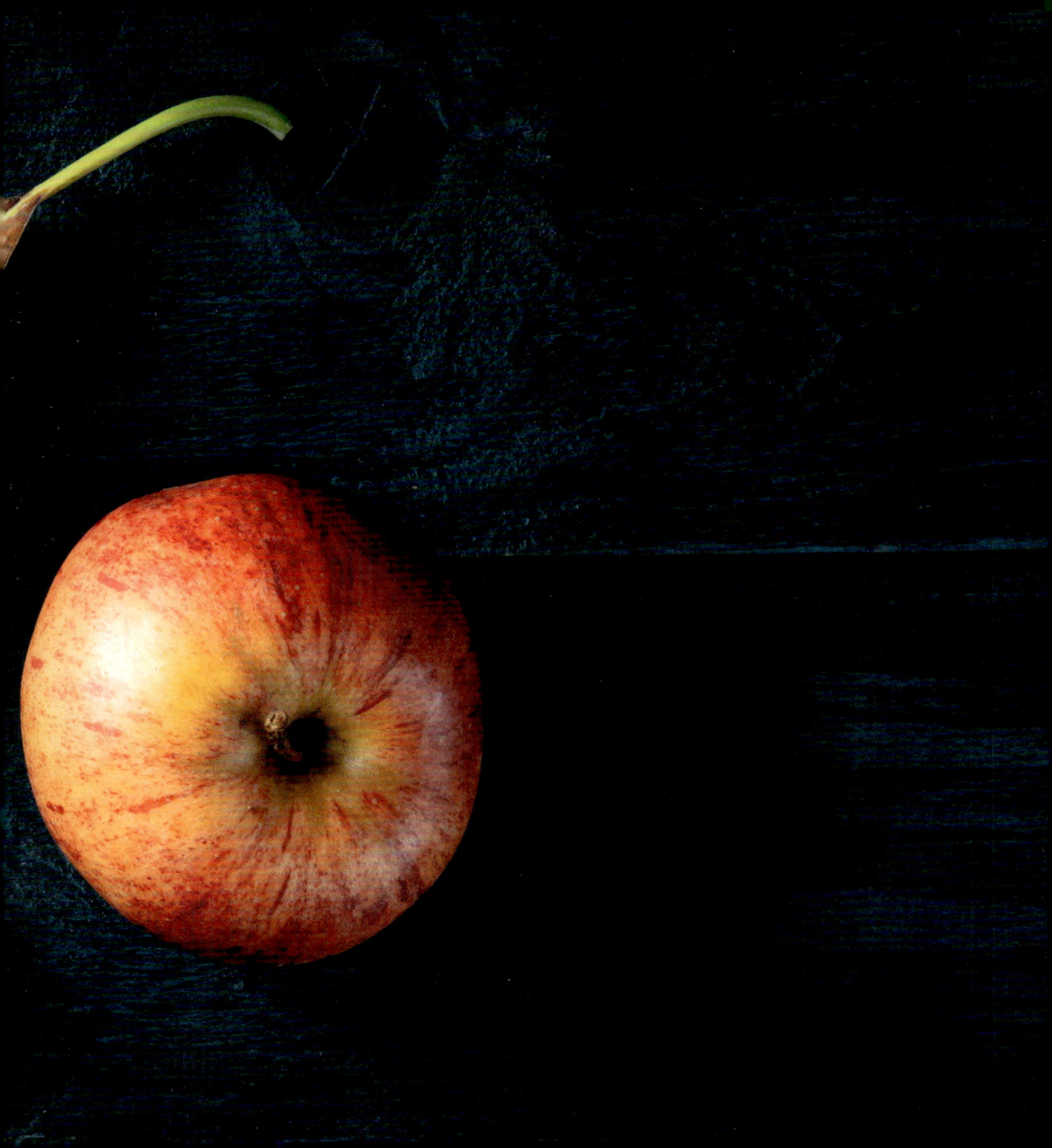

Trost ist ein wunderbares Wort, finde ich. Es hat ursprünglich etwas mit Treue zu tun. Wer andere tröstet, gibt ihnen Halt, Ermutigung mitten im Leid. Das kann eine gehaltene Hand sein, mitten im Schweigen, in Zeiten, in denen uns die Worte fehlen. Trost kann aber auch die Frage sein: Was tut dir jetzt gut? Mit dir trauern – oder ein gemeinsamer Spaziergang oder ein Gespräch. Sag es, in aller Freiheit.

Jesus sagt in der Bergpredigt:
Selig sind, die da Leid tragen;
denn sie sollen getröstet werden.
(Mt 5, 4)

Das ist kein vorschneller Trost, sondern Ausdruck einer begründeten Hoffnung: Trost ist da. Es gibt eine ausgestreckte Hand Gottes zu dir. Du bist nicht allein in deinem Leid.

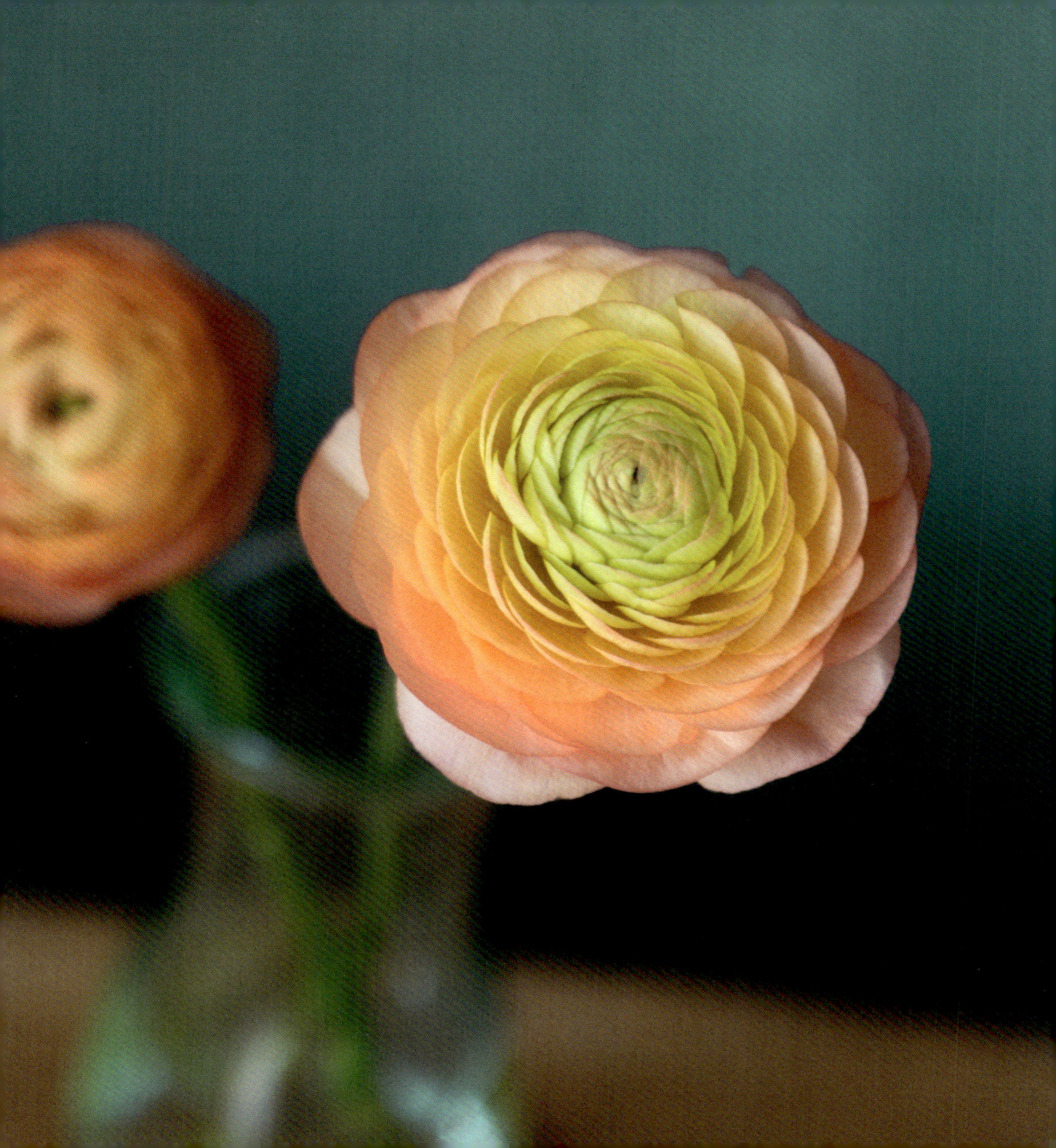

Manchmal finden wir für uns keinen Trost.
Aber dann kann Gott uns beistehen,
wie vielen Menschen vor und nach uns.

Beim Propheten Jesaja heißt es über Gott:
Ich will euch trösten,
wie einen seine Mutter tröstet; …
(Jes 66, 13)

Gott tröstet mich wie eine Mutter ihre Kinder.
Was für eine wunderbare Zusage!

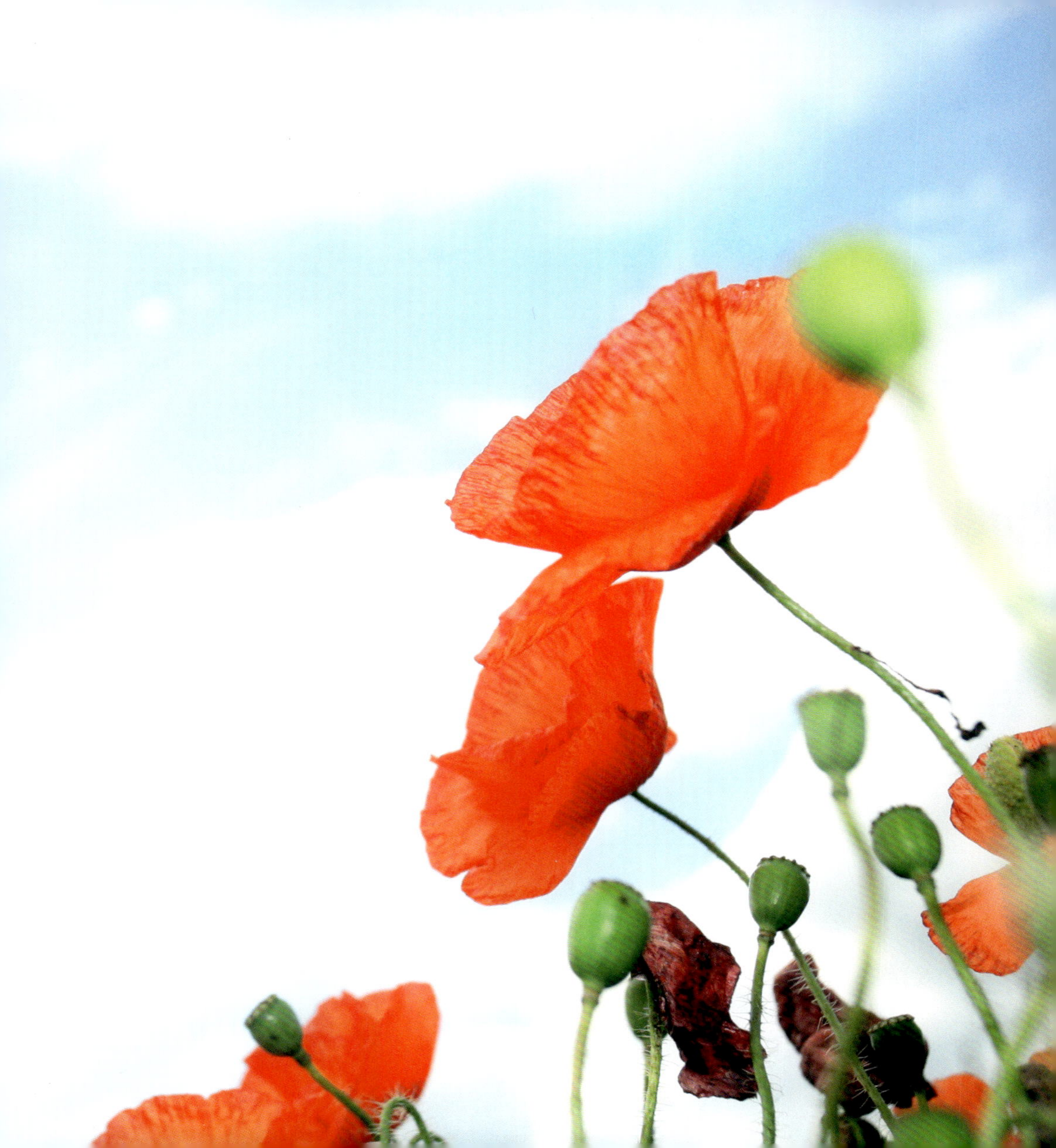

Wie gut, wenn jemand im Frieden mit sich und seinem Leben im Kreis seiner Liebsten loslassen konnte. Ein Grund zur Dankbarkeit.

Und wie gut, wenn wir uns dankbar aneinander erinnern. An all das, was wir gemeinsam erleben durften.

Als wir mit unseren Familien unsere Mutter 91-jährig bestattet haben, konnten wir als Schwestern die Trauerfeier gut miteinander gestalten. Beim anschließenden Kaffeetrinken ermutigte ein Schwager die Enkel, zu erzählen, an welche Begegnungen mit der Großmutter sie sich erinnerten. Es war sehr anrührend, ihre Geschichten zu hören. Das Gute erinnern, erzählen, das kann uns helfen, mit Dankbarkeit zurückzublicken.

Wenn das Leben auf dieser Welt einen Punkt setzt, steht für Gott da ein Doppelpunkt. Der Tod ist nicht das Ende, hat nicht das letzte Wort!

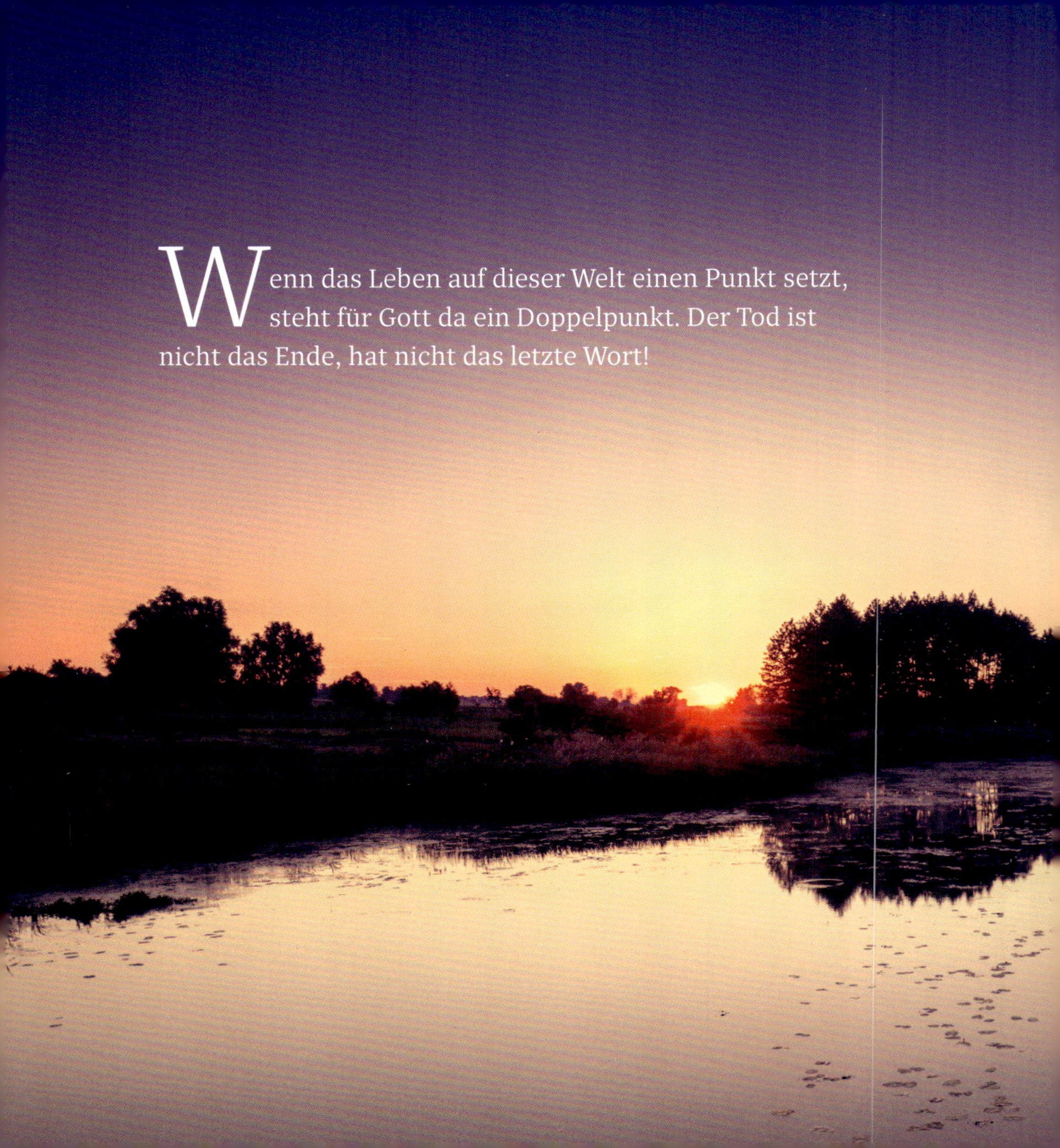

Wir haben nur Bilder, mit denen wir beschreiben können,
was unser Glaube an ein Leben nach dem Tod meint. Und diese
Vorstellung ist keine Vertröstung, sondern eine Hoffnung.

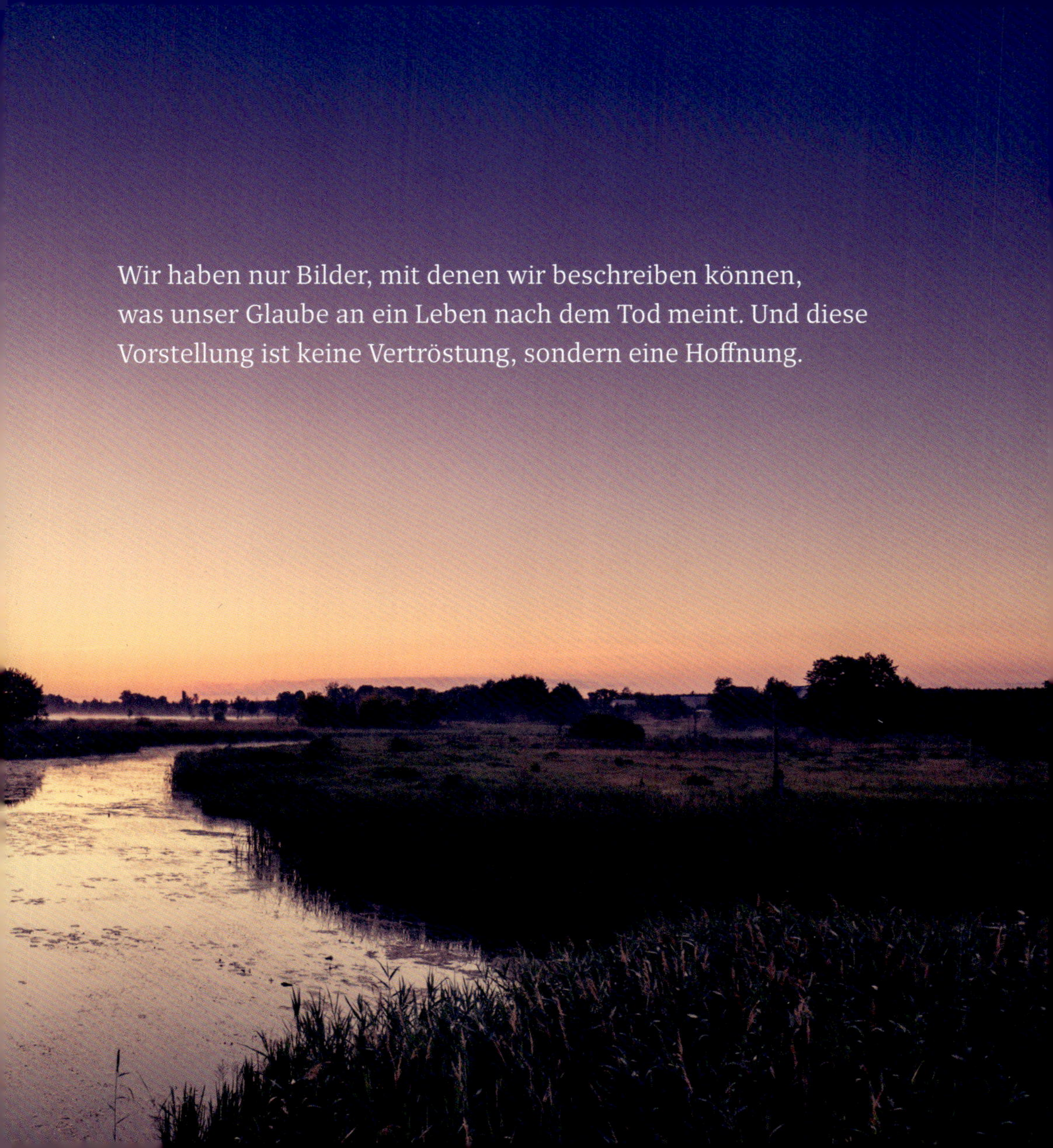

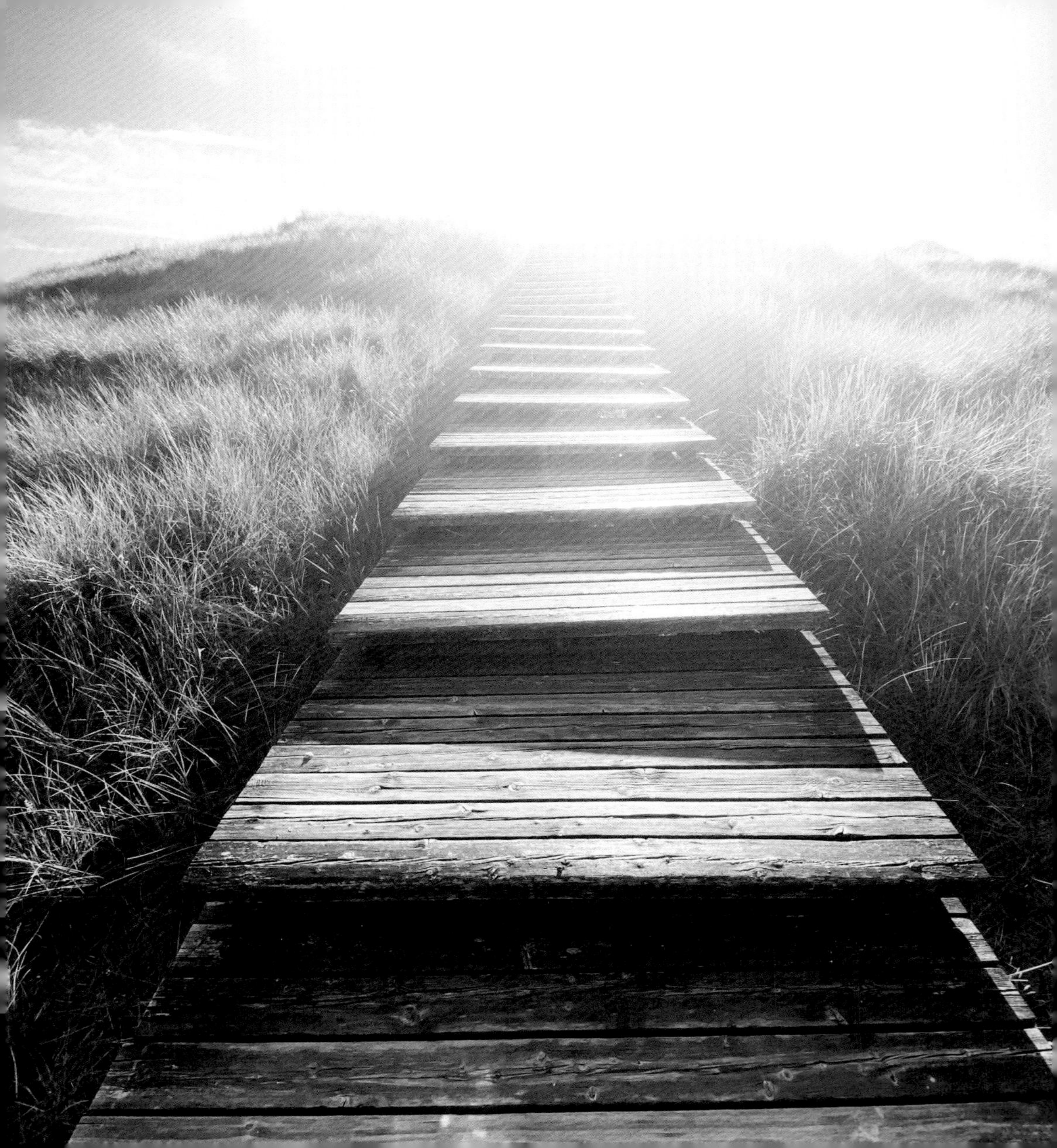

Verstirbt ein Mensch, heißt es „Exitus“ – Ausgang. Als Christen sehen wir im Tod aber einen Introitus, einen Eingang in eine neue, ganz andere, völlig unvorstellbare Existenz bei Gott. Deshalb sagen wir am Grab auch: „Gott behüte deinen Ausgang und Eingang von nun an bis in Ewigkeit“. Dies zu betonen, ist mir immer besonders wichtig. Wir gehen fort von hier – aber in ein Neues!

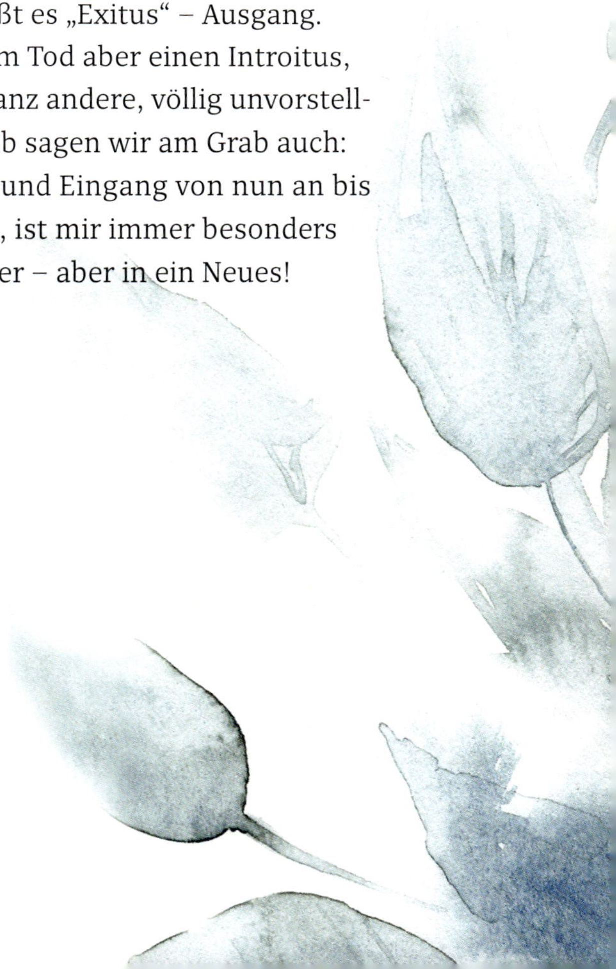

Der Theologe Heinz Zahrnt, den ich vor vielen Jahren beerdigt habe, schrieb in seinem letzten Buch:

„Wohin Gott durch den Tod uns führt,
bleibt ein Geheimnis. Mit einem Geheimnis
aber kann man leben, wenn man Vertrauen hat.“

Das ist für mich eine wunderbare Einsicht.

Wir gehen nicht allein …

So nimm denn meine Hände und führe mich
bis an mein selig Ende und ewiglich.
Ich mag allein nicht gehen, nicht einen Schritt:
Wo du wirst gehn und stehen, da nimm mich mit.

Julie Hausmann

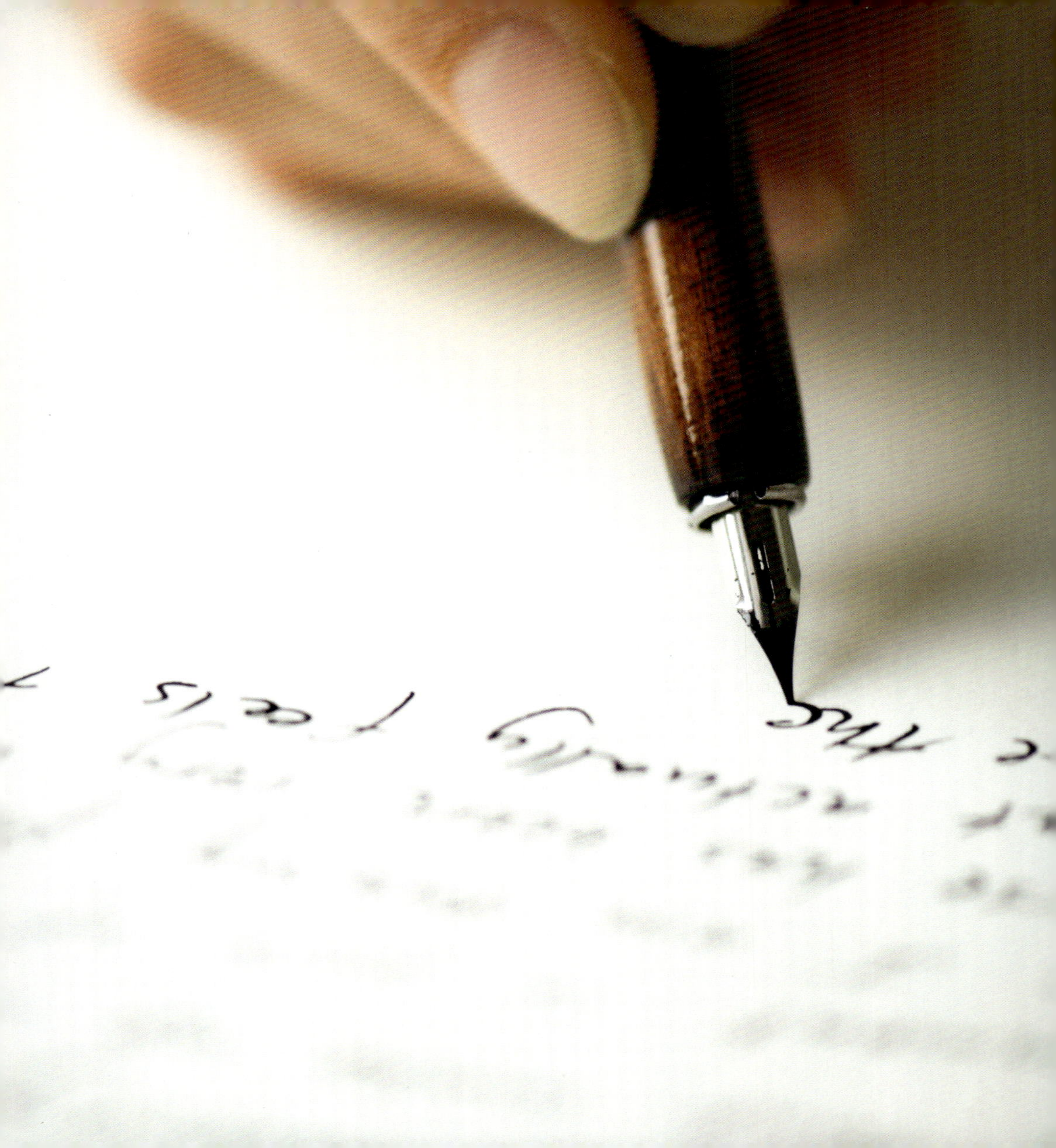

Manche Menschen wissen nicht, wie sie Trauernden begegnen sollen. Sie sind unsicher, weichen der Situation aus. Aber es ist so wichtig, Trauernde nicht allein zu lassen. Und wenn Sie sich als Trauernde allein fühlen, wünsche ich Ihnen den Mut, auf andere zuzugehen, ihnen zu schreiben oder sie anzurufen und zu sagen: Ich würde so gern mit dir über meinen Mann, meine Tochter reden, hast du Zeit?

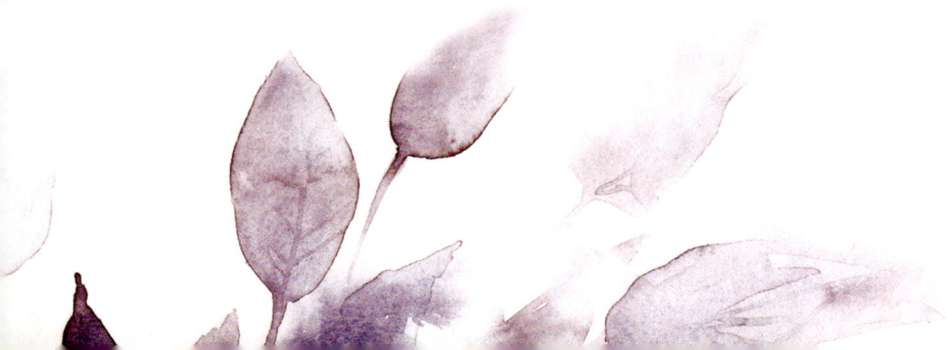

Ich bin überzeugt: Die Liebe ist das entscheidende Band über die Grenze des Todes hinweg. Einmal saß ich mit meinen Schwestern zusammen, wir haben intensiv über unsere Mutter gesprochen. Ich hatte fast den Eindruck, sie sitzt mit am Tisch. Wenn wir die Menschen, die wir geliebt haben, erinnern, dann werden sie lebendig für uns. Wir spüren, dass der Tod nicht das letzte Wort hat. Das war wohl auch die Erfahrung der Jüngerinnen und Jünger am Sonntagmorgen, nachdem Jesus gekreuzigt worden war.

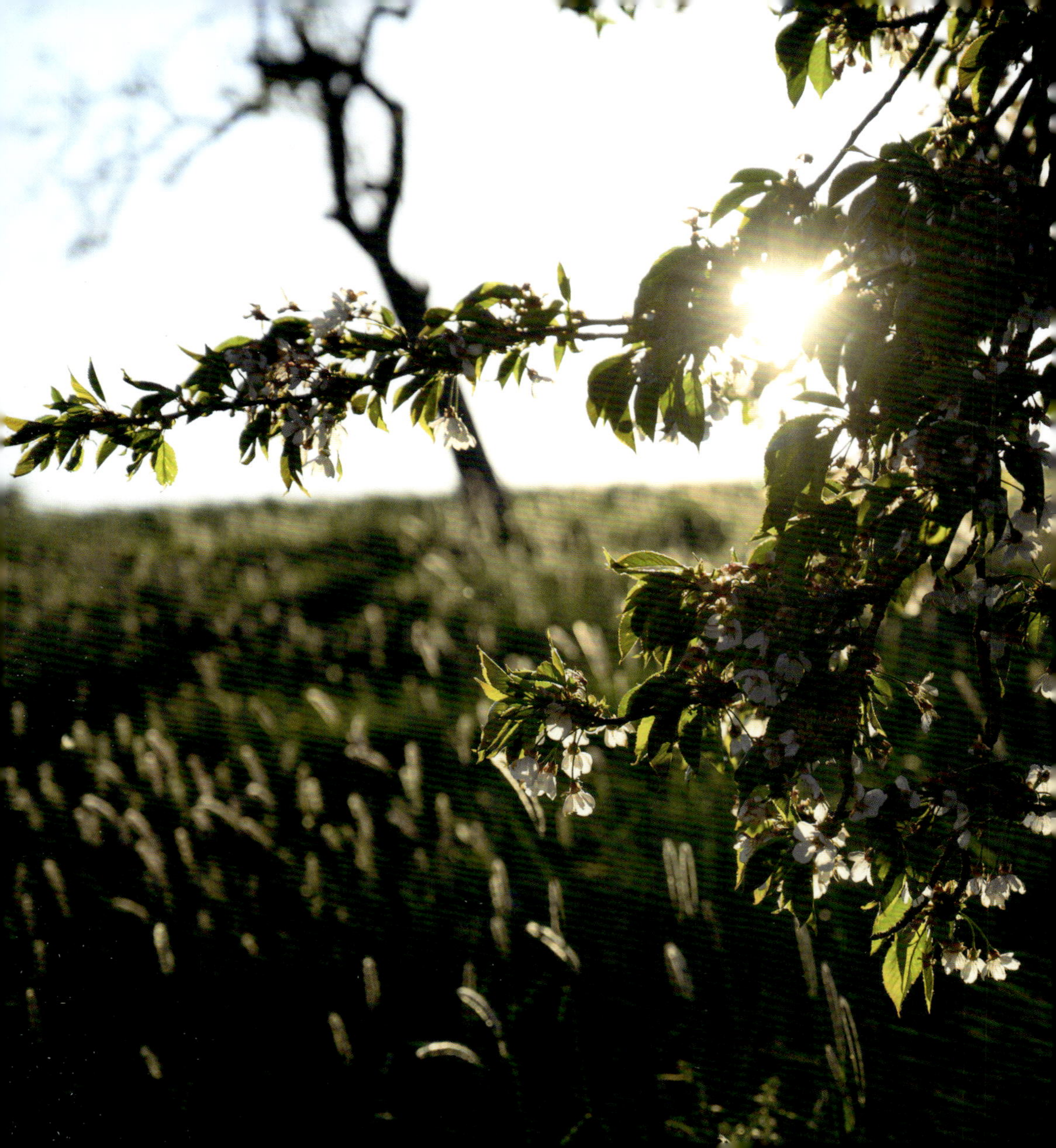

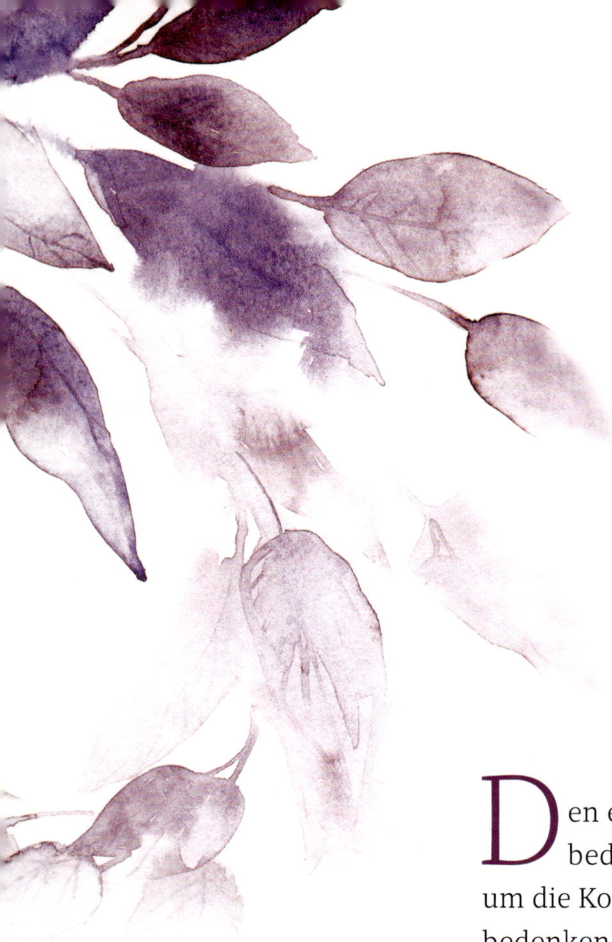

Den eigenen Tod, die eigene Endlichkeit bedenken ist hilfreich. Wir wissen dann um die Kostbarkeit des Lebens. „Lehre uns bedenken, dass wir sterben müssen, auf dass wir klug werden“, heißt es in Psalm 90. Es ist in der Tat Lebensklugheit, um die Begrenztheit unserer Zeit in diesem Leben, auf dieser Welt zu wissen.

Tod und Sterben besprechen –
das vertieft Beziehung.
Sich zu fragen: Wie möchte ich selbst sterben, wie den letzten Tag meines Lebens verbringen? Wen möchte ich sehen, was wünsche ich mir noch? Das im vertrauten Kreis zu thematisieren, ist immer eine intensive Erfahrung.
Wagen wir es!

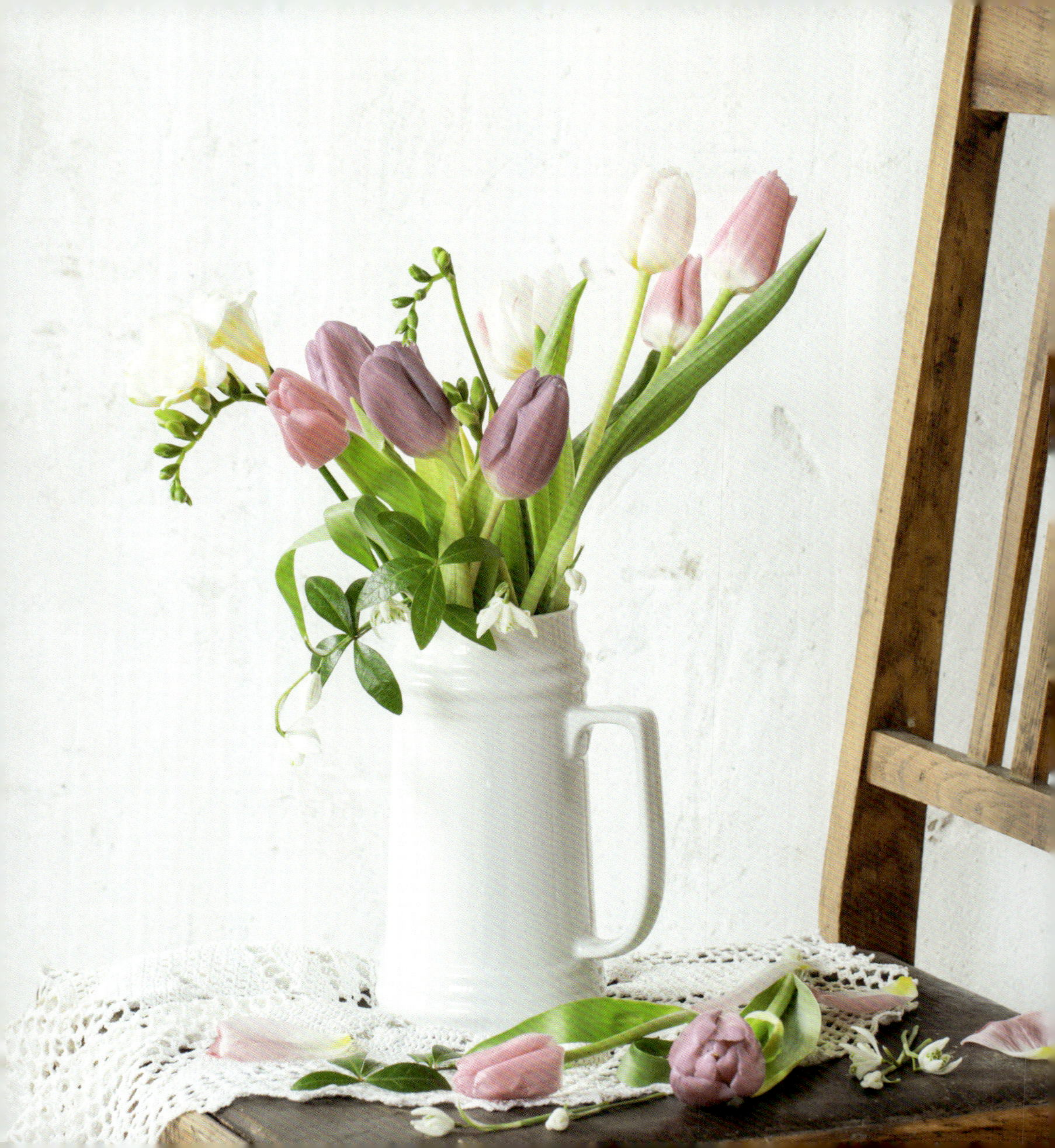

Einer der schönsten Hoffnungstexte der Bibel steht in der Offenbarung des Johannes. Er beschreibt seine Vorstellung, wie es einst sein wird. Gott wird bei uns wohnen, alles Leid hat ein Ende:

Siehe da, die Hütte Gottes bei den Menschen!
Und er wird bei ihnen wohnen,
und sie werden seine Völker sein,
und er selbst, Gott mit ihnen, wird ihr Gott sein;
und Gott wird abwischen alle Tränen von ihren Augen,
und der Tod wird nicht mehr sein,
noch Leid noch Geschrei noch Schmerz wird mehr sein;
denn das Erste ist vergangen.
(Offb 21, 3f.)

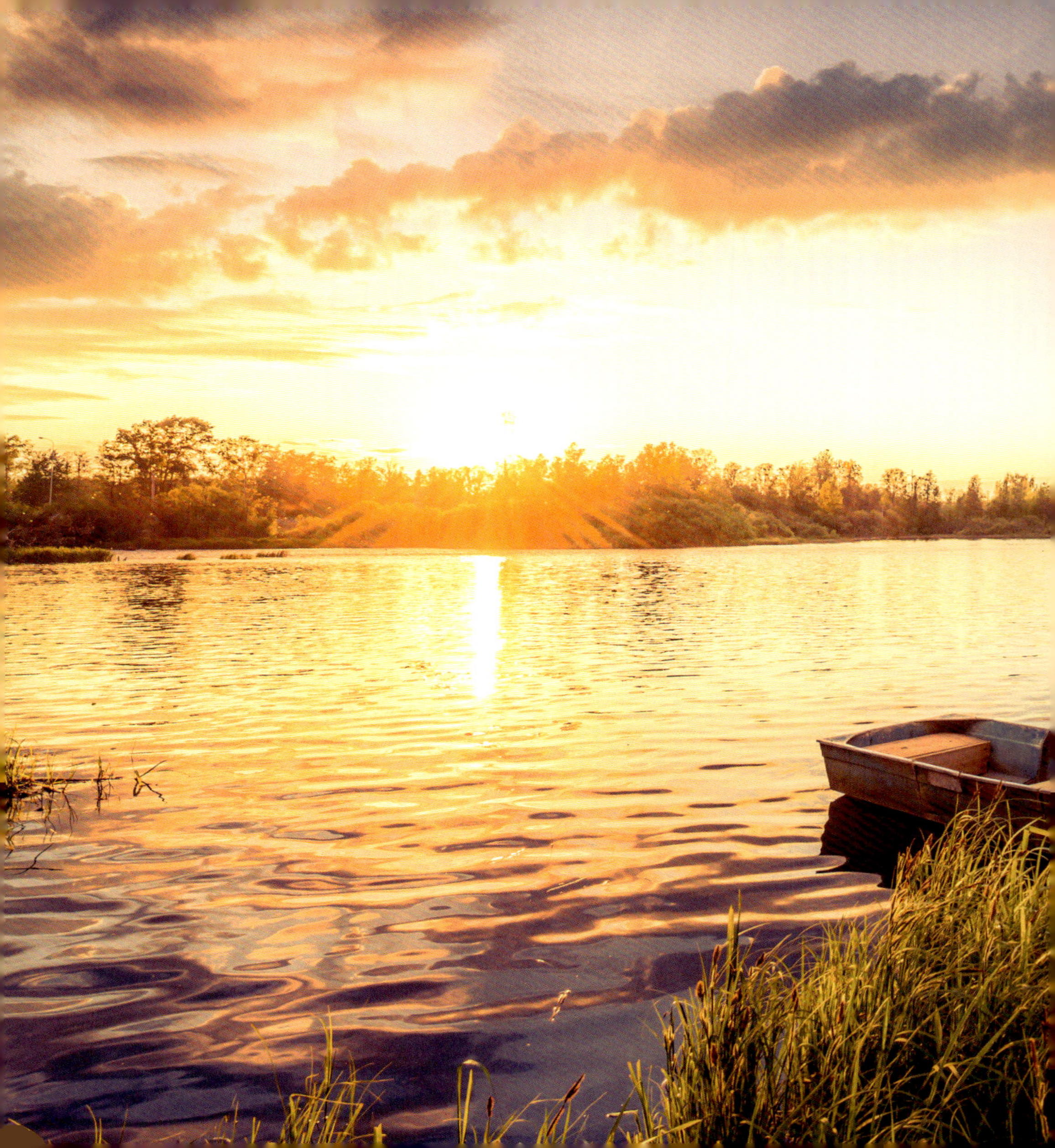

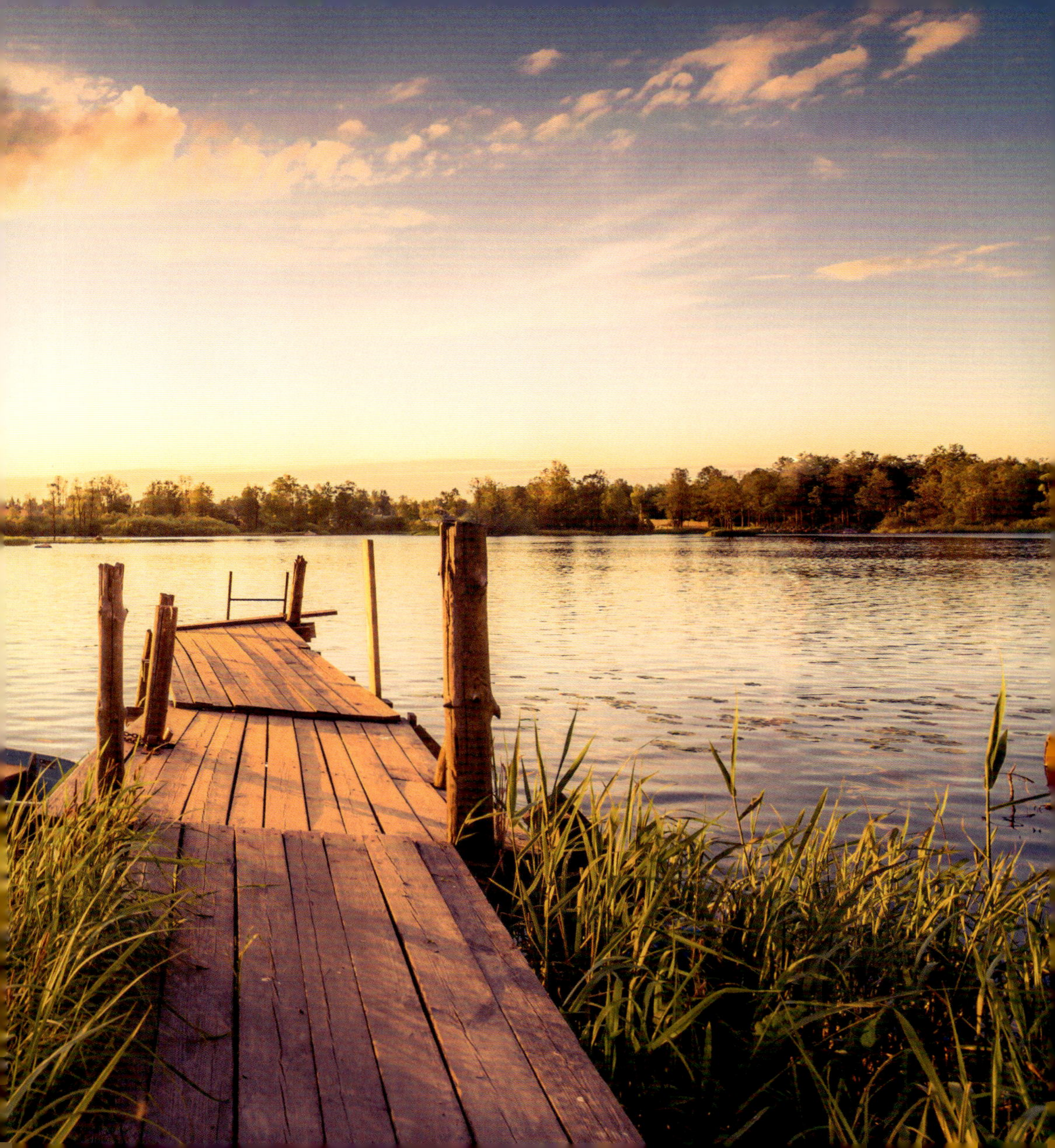

MARGOT KÄßMANN

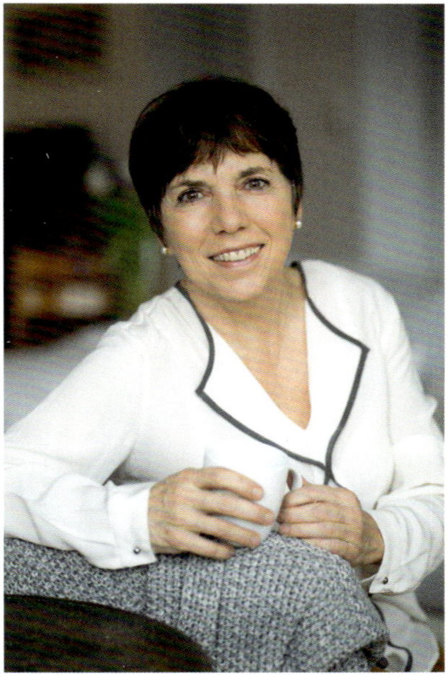

Jahrgang 1958, ist eine der bekanntesten kirchlichen Persönlichkeiten Deutschlands. In und nach ihrer Zeit als Ratsvorsitzende der Evangelischen Kirche in Deutschland gewann sie mit ihrer offenen und geradlinigen Art die Wertschätzung und Sympathien vieler Menschen. Die Pfarrerin und Mutter von vier Töchtern steht mitten im Leben und scheut sich nicht vor Veränderungen. Einen Ausgleich zu ihren Aufgaben findet sie beim Joggen und im Miteinander mit ihren Enkeln, mit denen sie ihren Ruhestand genießt.

MIX
Papier aus verantwortungsvollen Quellen
FSC® C043106

Originalausgabe September 2021

Ein Imprint der Verlagsgruppe
Droemer Knaur GmbH & Co. KG, München.

Text: Margot Käßmann
Fotos: S. 2: © Romas_Photo/shutterstock.com; S. 4: © Giflishtih/iStock.com; S. 6: © Stefan Weigand;
S. 8/9: © Stefan Weigand; S. 10: © jordanhetrick/iStock.com; S. 12: © Sjo/iStock.com;
S. 14: © RapunzielStock/shutterstock.com; S. 16: © Gerain0812/shutterstock.com;
S. 18/19: © Plateresca/iStock.com; S. 21: © Melanie Wolfers; S. 23: © chubbs1/iStock.com;
S. 26/27: © vvvita/iStock.com; S. 28: © PPAMPicture/iStock.com; S. 32: © Eerik/iStock.com;
S. 35: © Stefan Weigand; S. 38: © Maya23K/iStock.com; S. 40/41: © MarkD800/iStock.com;
S. 43: Foto Margot Käßmann © Julia Baumgart

Lektorat: Stefan Wiesner
Covergestaltung: Maike Michel
Innengestaltung: wunderlichundweigand
Druck und Bindung: Grafisches Centrum Cuno
ISBN 978-3-96340-178-7

5 4 3